SURDI-MUTITÉ.

SURDI-MUTITÉ.

EXPOSÉ DE QUELQUES FAITS

RELATIFS A LA QUESTION PENDANTE DEVANT L'ACADÉMIE
IMPÉRIALE DE MÉDECINE;

PAR

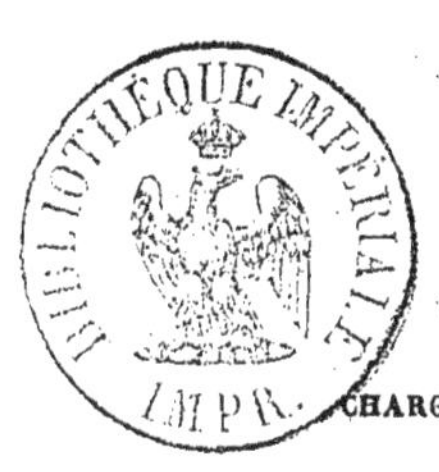

Hector VOLQUIN,

CHARGÉ DU COURS D'ARTICULATION A L'INSTITUTION IMPÉRIALE
DES SOURDS-MUETS DE PARIS.

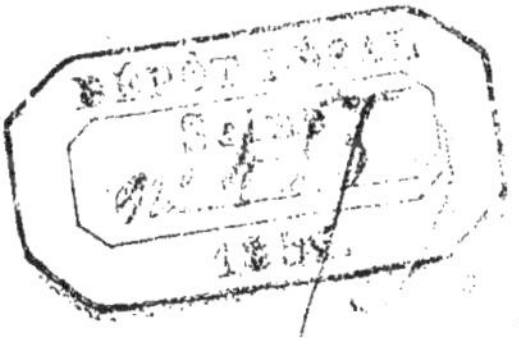

PARIS,

J.-B. CHALVET, LIBRAIRE-ÉDITEUR, PASSAGE DELORME, 30 ET 32.

MAI 1853.

*A Monsieur le Président et Messieurs les Membres
de l'Académie impériale de Médecine.*

Messieurs,

Au moment où se discute au milieu de vous la grave et importante question de la surdi-mutité, où chacun apporte son contingent d'idées pour éclairer cette discussion, j'ai cru qu'il était de mon devoir de vous faire connaître quelques faits appartenant à la cause que vous êtes appelés à juger.

Depuis quelque temps et dans les dernières séances surtout, on vous a cité des faits qui ont besoin d'être rétablis; c'est dans ce but que j'ai pris la liberté, Messieurs, de vous adresser ces quelques notes.

Du reste, Messieurs, tout ce que j'avance, je puis le prouver; j'appelle le contrôle à ce sujet : j'ai écrit loyalement comme j'ai vu, comme j'ai pensé, et j'attends avec confiance le résultat de votre décision.

Je ne prétends en aucune façon donner mon opinion personnelle sur la question qui occupe l'Académie, et j'ose espérer, Messieurs, que vous approuverez les motifs qui m'ont engagé à publier cet écrit.

Vous avez à traiter en ce moment une question de la plus haute importance, sous le double point de vue de la médecine et de la pédagogie.

Les lettres qui vous ont été adressées par MM. les docteurs Menière et Deleau, la connaissance que vous avez des travaux de votre très regrettable collègue, M. Itard, vous ont déjà édifié sur ce qu'il faut croire des prétendues guérisons dont on vous a entretenus.

Quant à la question pédagogique, vous êtes, Messieurs, des hommes trop éclairés pour ne pas reconnaître, dans le système qu'on vous propose, de vaines théories que condamne l'expérience.

On a traité cette expérience de routine. J'espère, Messieurs, vous faire voir, *non par des paroles, mais par des faits*, que tout ce qu'on propose aujourd'hui a été proposé il y a vingt ans; que le système actuellement en discussion est jugé, non par une Institution, mais par près de cent Institutions.

J'espère aussi, Messieurs, vous édifier, toujours *par des faits*, sur les soidisant guérisons opérées par M. Blanchet.

Et veuillez bien croire, Messieurs, que la pensée qui a guidé ma plume dans ce travail a été celle de vous faire voir la vérité, dans l'intérêt seul de cette classe d'infortunés, malheureusement trop nombreuse.

Croyez-bien, Messieurs, qu'il n'y a chez moi aucune animosité contre M. le docteur Blanchet; j'aurais été heureux de le voir réussir dans la grande œuvre qu'il a entreprise; ce bonheur ne m'a pas été donné. Comme l'a dit l'honorable M. Menière : « On n'a jamais guéri de sourds-muets. » Devant une autorité comme celle du savant docteur, devant les faits qui sont sous mes yeux, j'ai cru qu'il était de mon devoir de vous exposer la vérité, de vous apporter mon témoignage, et je l'ai fait.

Je l'ai fait sans passion, guidé seulement par l'amour de cette population intéressante à l'éducation de laquelle je me suis voué.

Recevez, Messieurs, l'assurance de la respectueuse considération de votre très humble serviteur,

Hector VOLQUIN,

Chargé du Cours d'articulation à l'Institution impériale
des Sourds-Muets de Paris.

Paris, le 31 mai 1853.

SURDI-MUTITÉ.

EXPOSÉ

DE QUELQUES FAITS RELATIFS A LA QUESTION PENDANTE DEVANT
L'ACADÉMIE IMPÉRIALE DE MÉDECINE.

Le 31 juillet 1837, M. le comte Duchatel invitait le directeur de l'Institut royal des Sourds-Muets à confier au docteur
Blanchet quatre ou six élèves que celui-ci choisirait, afin de
faire des expériences sur ces sujets pour leur rendre l'ouïe, au
moyen d'une méthode particulière à ce médecin.

Le 20 octobre de la même année, le Ministre de l'Intérieur
adressait au directeur de l'Institution une nouvelle dépêche,
par laquelle il faisait savoir que le docteur Blanchet, auquel
des élèves de l'Institution royale avaient été confiés, désirant
soumettre à l'appréciation d'hommes compétents les premiers
résultats qu'il avait obtenus et les mettre à même de juger
l'efficacité du traitement par lui employé pour l'amélioration de
l'état des sourds-muets, il y avait lieu de convoquer pour cet
examen la commission consultative. Cette commission se réunit
pour cet objet le 12 novembre ; elle était ainsi composée : le
directeur de l'Institution ; M. Thomas, président ; MM. Michelot,
Goupil, Garay de Monglave, membres ; M. le baron de Watteville,
inspecteur des établissements de bienfaisance, délégué par le
Ministre pour assister à cet examen ; Messieurs les professeurs
de l'Institution furent appelés, ainsi que le docteur Menière, à
cette séance. M. le docteur Blanchet introduisit les élèves qui
lui avaient été confiés et il fit ses expériences.

M. Blanchet rappela que, sur cinquante-un élèves présents à

l'Institution à l'époque où il fut admis à expérimenter (1), il en avait pris sept au hasard, qu'il avait fait examiner par plusieurs notabilités médicales dont il invoquait le témoignage.

M. Blanchet indiqua alors les moyens dont il s'était servi pour constater le degré de surdi-mutité de ses élèves, moyens qui consistaient en : 1° un diapason promené sur les parois du crâne ; 2° un acoumètre de son invention ; 3° une montre ; 4° la parole (voix articulée et non articulée). L'acoumètre servait à mesurer le degré d'audition ; cet instrument, selon M. Blanchet, d'une grande exactitude, sonnait *ut* 3, et, à la température de 15 degrés centigrades, donnait 512 vibrations par seconde. Le son le plus fort était entendu à 250 mètres et le plus faible à 15 mètres 55 cent. Une aiguille courant sur un quart de cercle indiquait les intensités de son que donnait l'instrument : un chronomètre placé sur l'appareil servait à déterminer le temps que les ondes sonores mettaient à être perçues ; enfin, cet instrument était dans l'octave de la voix humaine.

M. Blanchet, après avoir déclaré connaître les moyens employés par Itard et ses prédécesseurs, prétendit que les siens étaient tout différents, et qu'il prenait l'engagement de les publier plus tard, et ajouta que, dans le cas même où il ne lui serait pas possible de guérir complètement un sourd-muet, c'était au moins une chose utile que de chercher à diminuer son infirmité.

Passant ensuite à l'examen des élèves à lui confiés, M. Blanchet a fait voir à la commission qu'ils entendaient tous l'acoumètre à un degré plus ou moins fort ; et il les fit solfier à l'aide d'un orgue mélodium.

M. Blanchet finit en disant qu'il espérait que quelques-uns de ces enfants pourraient rentrer avec le temps dans la catégorie des entendants parlants, qu'il trouvait un puissant secours dans la musique qui avait pour ses élèves un grand attrait ;

___

(1) C'était pendant les vacances.

qu'il employait alternativement l'harmonica, le piano à cordes et l'orgue; que son traitement ne présentait pas l'ombre d'un danger, et que les enfants le demandaient et même le recherchaient après l'avoir expérimenté.

La commission, après avoir entendu le docteur Blanchet et examiné les élèves, répondit au Ministre de l'Intérieur qu'il lui était impossible, quant à présent, de se fixer sur le mérite de l'expérience qui venait de lui être soumise, et qu'elle décidait que, dans une réunion prochaine, elle examinerait de nouveau les élèves qu'elle venait de voir.

Quelque temps après cette expérience, peu concluante cependant, M. le comte Duchatel prenait un arrêté à la date du 2 février 1848, arrêté par lequel M. le docteur Blanchet était attaché à l'Institution royale des Sourds-Muets en qualité de chirurgien chargé spécialement du traitement de la surdi-mutité.

Le 20 octobre de la même année, M. Blanchet demandait au Ministre de l'Intérieur d'être mis à même de faire application dans l'Institution de Paris, sans qu'il lui fût opposé d'obstacles, de la méthode curative dont il était l'inventeur pour la guérison de la surdi-mutité. Avant d'accueillir cette demande, le Ministre, voulant se renseigner sur la valeur et l'utilité du système précité, priait M. le président de l'Académie de Médecine de faire nommer par ce corps savant une commission de trois de ses membres chargée de l'éclairer à ce sujet.

La commission consultative s'assembla une seconde fois pour juger du mérite des moyens curatifs employés par le docteur Blanchet; cette seconde expérience ne fut pas plus *heureuse* que la première, et enfin, le 4 décembre 1852, elle adressait au Ministre une lettre dans laquelle elle disait : « *qu'appelée dans* » *deux circonstances différentes à apprécier les résultats ob-* » *tenus par le docteur Blanchet, elle avait déclaré ne pas* » *trouver dans leur examen les éléments d'une conviction* » *favorable; que, depuis, il ne s'était rien produit qui pût*

» *modifier son opinion ; qu'après plus de quatre années d'ex-*
» *périence, l'épreuve lui paraissait complète, et qu'elle n'hési-*
» *tait pas à penser qu'il était sans aucune utilité de la pro-*
» *longer davantage.* »

Voilà l'opinion officielle, voilà comment a été jugé **M.** le docteur Blanchet ; il n'a pas réussi dans l'œuvre qu'il a entreprise : il a essayé de guérir, mais il ne l'a pu, et cependant il dit avoir eu des succès. La commission nommée par l'Académie de Médecine les a constatés ; là est tout le débat engagé aujourd'hui.

A cela nous répondrons une seule chose : pour constater des résultats, il faut d'abord avoir vu les enfants au point de départ, c'est-à-dire lorsqu'ils ont commencé à être traités. Si, sur la foi du docteur Blanchet, qui a pu lui-même s'abuser, on prétend que les enfants qu'il a montrés à la commission étaient complètement sourds lorsqu'il les a pris, on se trompe beaucoup et nous allons le démontrer.

Tous les élèves qui entrent dans les Institutions de Sourds-Muets ne sont pas complètement sourds ; il y en a même une bonne partie qui ont conservé un reste d'audition assez notable : les uns entendent les cris, d'autres les sons de la parole, sans en saisir toutes les délicatesses ; d'autres enfin, et c'est le plus petit nombre, entendent assez pour pouvoir comprendre un mot qui leur sera dit avec force à l'oreille. Et que l'on fasse bien attention que nous disons *un mot,* non pas une phrase : ils saisissent deux à trois syllabes, mais ils ne peuvent aller plus loin ; leur organe se fatigue, et tous les sons s'embrouillent dans leur oreille.

Or, il faut le dire, la commission académique n'a vu que ces derniers sujets, elle a examiné :

PLARD aîné, qui est devenu sourd à six ans et qui, à son entrée à l'Institution, entendait comme il entend maintenant, parlait comme il parle maintenant (c'est

lui-même qui l'a affirmé, non-seulement à nous,
mais encore à des membres de l'Académie,
notamment à MM. Ferrus, Bouvier, Gerdy et
Bonnafond).

PLARD jeune, qui a perdu l'ouïe à treize mois, mais qui entendait parfaitement la parole prononcée avec force
derrière lui, au moment où M. Blanchet a commencé son traitement.

BASTIEN, qui est devenu sourd à un an, et qui entendait du côté
droit, lors de son entrée à l'Institution.

LEGRAS, qui entendait à son arrivée à l'Institution.

IMBERT,   Id.   Id.   surtout du
côté gauche.

PICARD (Alfred), qui est devenu sourd à quatre ans, et qui entendait à son entrée à l'Institution.

GRAMMONT,
DESHAYES,
VINCENT,
LOBBÉ,   } qui entendaient à leur arrivée à l'Institution.
LESUEUR,
BISSON,

PELLAN, qui n'entendait rien, et qui n'entend pas davantage aujourd'hui.

PARADY, qui entendait du côté gauche.

RONCE,   Id.   Id.

Et enfin PLAUD, qui n'entendait pas, et qui n'entend pas encore aujourd'hui, mais à qui M. Blanchet prétend avoir appris à
parler. Or, il est de toute notoriété que la mère de ce jeune
élève, devenu complètement sourd à *neuf* ans, âge où un enfant
parle fort bien, a entretenu chez lui l'habitude de parler et
lui a appris à lire sur les lèvres.

Voilà ce que la commission a vu : elle a vu tous ces enfants
entendre assez bien ; elle a vu Plaud parler et lire sur les lèvres
avec facilité, et comme elle n'avait pas constaté de point de

départ, comme elle n'avait pas examiné ces enfants à leur entrée en traitement, elle a parfaitement pu croire qu'ils étaient tous sourds et tous muets.

Il faut pourtant que la lumière se fasse, que la vérité qu'on dit tout bas soit criée tout haut. La commission consultative établie près de l'Institution impériale sait à quoi s'en tenir sur ces prétendus résultats : elle a dit franchement et loyalement son opinion à M. le Ministre de l'Intérieur qui, voulant être complètement éclairé à ce sujet, a demandé l'avis de l'Académie de Médecine. Or, il est bien prouvé maintenant que M. Blanchet n'a encore obtenu aucun résultat : c'est prouvé pour les hommes les plus compétents en cette matière.

Et comme l'a dit M. Menière : « Parce que quelques sourds-muets incomplets sont arrivés à percevoir certains sons, s'en-suit-il que ces pauvres enfants cessent d'appartenir à la catégorie des individus qui ne peuvent communiquer avec les entendants qu'au moyen de procédés artificiels ? » Nous ne sommes pas de cet avis, nous voyons bon nombre de sourds-muets qui entendent, comme nous le disions plus haut, des mots détachés, mais pour qui l'oreille n'est à peu près d'aucun usage dans la société.

La question médicale est à notre avis tranchée, quant à ce qui regarde le docteur Blanchet, mais elle entraîne, ou du moins on l'a fait suivre d'une haute question pédagogique.

On a dit : « Voilà des sourds-muets qui entendent un peu ; il faut les instruire, non pas comme on l'a fait jusqu'à présent au moyen du langage mimique, mais par la parole. »

Un honorable membre de l'Académie, M. le docteur Bouvier, va plus loin : il veut que tous les sourds-muets soient instruits par la parole.

En un mot, on veut détruire tout ce qui existe, tout ce que la tradition a établi pour fonder quelque chose de vague et d'incertain.

Examinons donc la question sous ce double point de vue :

Il y a soixante-quinze ans, un saint prêtre, animé de l'amour de l'humanité, se dévoue à l'éducation d'une classe d'infortunés qu'on avait jusque-là regardés comme les parias de la société : il fonde une méthode, il instruit ceux qui jusque-là n'avaient pu l'être et, pour instruire ses élèves, il les étudie d'abord, et en les étudiant, il voit que ceux-ci sont déjà en possession d'un langage, langage naturel fort simple, fort peu étendu, qui peint le peu de connaissances qu'ils ont. Le bon abbé s'en empare : ce sera le levier avec lequel il va soulever le monde intellectuel pour le faire voir à ses disciples ; cette langue, c'est la mimique. L'abbé de l'Épée lui donne des règles que, jusqu'alors, elle n'avait jamais eues, et bientôt avec son aide il fait pénétrer dans le cœur de ses élèves des idées de morale, des idées de justice, des idées d'amour pour le Créateur, que ces pauvres déshérités n'eussent jamais conçues. L'abbé Sicard, esprit éminent, philosophe et méthaphysicien distingué, continue l'œuvre de son illustre maître et, à l'ombre de ce génie, instruits au moyen de la mimique, surgissent des hommes remarquables : Clerc, Massieu, Berthier et Lenoir, tous instruits au moyen du langage des signes, viennent montrer à un public enthousiaste comment ils ont profité des leçons de leur illustre maître. Bientôt l'œuvre s'étend ; elle était grande, elle devient immense. Par toute la France, de modestes instituteurs, hommes de bien et de talent, ouvrent des écoles, partout le langage mimique y est employé, partout on se sert de ce moyen pour faire pénétrer l'instruction chez les sourds-muets et l'on obtient de brillants résultats, et l'on voit les élèves devenir professeurs à leur tour ; c'est ainsi que nous avons aujourd'hui :

MM.

BERTHIER,
LENOIR,
ALLIBERT,
PÉLISSIER,
    } à Paris.

MM.

CHAMBELLAN, à Bordeaux.

Claudius FORESTIER,
Hyacinthe FORESTIER, } à Lyon.
BENJAMIN,

RICHARDIN,
ACKERMAN, } à Nancy.

ROQUET, à Rouen.

VALETTE,
CANTAGREL, } à Toulouse.
PEYTAVE,

HOUYN, à Montpellier.

CASTILLE,
MARTIN, } à Marseille.

LEGRAND, à Orléans.

MAUPIN, à Besançon.

YUNG,
VILLAIN, } à Soissons.

HUET, à Bourges.

PAROT, à Nîmes.

HENRION, à Liége.

CHOMEL, à Genève, etc., etc.

Tous hommes instruits uniquement au moyen de la mimique.

Le langage des signes est donc nécessaire pour instruire le sourd-muet, c'est sa langue à lui, langue naturelle qu'on ne pourra jamais lui retirer. Que l'on consulte les hommes compétents, les hommes pratiquants, et tous diront que c'est le seul, le véritable moyen pour arriver à donner au sourd-muet une instruction simple mais solide.

Quant à la parole, son rôle dans l'éducation est bien restreint, certes; on doit apprendre à tous ceux qui peuvent en profiter le moyen de communiquer oralement, et cela on le fait dans toutes les institutions, à Paris (1), à Bordeaux, à Toulouse, à Nancy etc.; il y a des cours spéciaux où l'on exerce les élèves à articuler, mais combien il y en a peu qui puissent suivre avec fruit cet enseignement spécial : chez les uns, la parole ressemble à des cris sauvages; chez les autres, elle est lourde, traînante, presque incompréhensible. Chez ceux qui parlent le mieux, et ce sont ceux qui ont perdu l'ouïe dans un âge avancé, elle est fatigante pour le sourd-muet et pour celui qui l'entend.

Et puis, chose remarquable, le sourd parleur au sortir de l'école, rentré dans la société, se sert très rarement de ce moyen de communication, sa prédilection est toute entière pour le langage mimique; s'il va dans un atelier, il enseigne son langage à son maître, à ses compagnons; s'il retourne chez ses parents, c'est encore du langage mimique dont il se sert. Enfin la parole qu'il a apprise ne lui sert de lien de communication que lorsqu'il se trouve avec des étrangers, et encore, s'il a du papier et un crayon, il choisira ce moyen.

Le sourd-muet a, comme nous l'avons dit, une langue à lui, et il a le même amour pour elle que celui que nous portons à la nôtre. Si nous allons dans un pays étranger, nous nous habituerons à parler le même idiôme que les gens chez lesquels nous nous trouverons, mais sitôt que nous pourrons nous servir de notre langue, ce sera avec bonheur que nous le ferons.

Pour instruire le sourd-muet uniquement par la parole, il faudrait, comme l'a dit l'honorable docteur Bégin, lui attacher les bras pour l'empêcher de faire des signes, et cela fait, la tâche serait immense : il faudrait d'abord lui apprendre à parler; or, on ne sait pas au prix de quelle patience, de quels soins, de quelles fatigues on obtient la parole du sourd-muet et souvent

1) *Voir* à la fin de ce travail, la Lettre adressée à l'Académie, sur l'enseignement de l'articulation, à l'école de Paris.

quelle parole ! puis, lorsque le sourd-muet saurait parler, c'est-à-dire lire, il faudrait lui enseigner la valeur de chaque mot qu'il lit, et comment y arriverait-on sans le secours d'aucun signe comme on le propose? C'est là que nous attendons les innovateurs : il ne suffit pas de savoir lire des mots, des phrases, il faut encore que l'élève comprenne ce qu'il lit ; et lorsqu'à l'enfant qui entend nous sommes obligés de faire des signes pour faire arriver à sa jeune intelligence les premières connaissances, on voudrait qu'avec le sourd on ne se servît pas de signes ? Un tel paradoxe est inadmissible.

Mais, dit-on, il y a des demi-sourds pour qui l'instruction auriculaire serait préférable. A cela nous répondrons : vous serez obligés avec les demi-sourds de faire des signes comme avec les sourds complets ; seulement, à mesure que l'instruction de l'élève s'étendra, vous supprimerez peu à peu le langage mimique et vous terminerez son éducation par la parole. Mais ces sujets sont rares, et lorsqu'un instituteur en rencontre, il sait quels devoirs il a à remplir.

On a parlé des institutions d'Allemagne où l'enseignement est donné uniquement par la parole, et d'abord on s'est abusé : il n'y a, et nous le tenons de bonne source (1), que les Institutions de Leipsick et de Weissenfels où l'on ne se serve pas de signes, et encore, si un homme compétent examinait bien les mains des professeurs et des enfants lors des exercices, il pourrait distinguer quelques signes imperceptibles à un autre œil ; ensuite, il faut dire que nous avons vu à Paris nombre de sourds-muets instruits par la méthode allemande et qui sont fort au-dessous, sous le rapport de l'instruction, de leurs frères d'infortune élevés en France.

La soi-disant innovation que l'on propose aujourd'hui fut, comme l'a dit M. Bonnafond à l'Académie, tentée en 1832 à l'Institution de Paris où M. Ordinaire était alors directeur.

(1) *Voir*, à la fin, la note A.

M. Ordinaire était enthousiaste de la parole; il avait cru, lui aussi, que le langage des signes nuisait beaucoup aux sourds-muets dans l'éducation de la langue française, aussi il avait fait adopter par le conseil d'administration, alors à la tête de l'Institution, un arrêté qui portait que les signes appelés méthodiques, c'est-à-dire le langage mimique purement arbitraire et conventionnel, serait définitivement banni du système de l'enseignement dans l'Institut royal;

Que l'articulation artificielle et l'art de lire sur les lèvres seraient enseignés à tous les élèves par leurs professeurs respectifs assistés par les maîtres et maîtresses d'étude, les aspirants et les aspirantes;

Que, dans toutes les communications que les élèves auraient hors des classes, soit entr'eux, ou avec d'autres personnes pendant le cours des récréations, des promenades, pendant les repas, pendant le travail des ateliers, ils ne s'entretiendraient qu'à l'aide de leurs tablettes ou de l'articulation, et que ces moyens seraient les seuls dont on ferait usage pour s'entretenir avec eux.

Que les prières communes seraient faites par l'articulation, etc.

Cet arrêté ne put jamais être exécuté, et pourtant M. Ordinaire était directeur, était le maître; mais il est de ces choses qu'on ne peut pas obtenir!

M. Blanchet et M. Bouvier s'abusent comme s'abusait M. Ordinaire; lui aussi y mettait toute la bonne foi possible: il croyait rendre un grand service aux sourds-muets en introduisant cette réforme, et pourtant il ne put jamais réussir à l'appliquer.

On a aussi parlé de la maison Dubois, on a vanté le talent du maître et l'instruction des élèves. Nous ne contestons pas le mérite du premier; quant à celui des seconds, nous n'avions pas besoin que la lettre adressée à l'Académie par M. le président de la commission de surveillance vînt nous éclairer sur ce qu'il

faut croire des éloges qui leur ont été prodigués. M. Bouvier a lu
des lettres qui, malheureusement, ont donné tort aux opinions
qu'il professe, en voulant prouver l'état de supériorité des élèves
instruits par la parole sur ceux instruits par la mimique : il n'a
pas été heureux dans les citations qu'il a choisies. Les élèves
de M. Dubois sont jugés ; disons seulement que nous en rencon-
trons souvent et qu'ils se servent du langage mimique beaucoup
mieux que de la parole que, chez certains, nous avons beaucoup
de peine à comprendre.

M. Dubois lui-même, le chef de l'Institution des Sourds-
parlants, ne doit l'instruction solide qu'il possède, qu'aux soins
qu'il a reçus à l'Institution de Paris, où son éducation a été faite
par la mimique. Il est vrai qu'on a cultivé en même temps sa
facilité surprenante pour la parole (il a perdu l'ouïe à cinq ans);
mais, aujourd'hui encore, dans ses relations avec les sourds-
muets, il emploie le langage dont il veut l'abolition (1).

De tous ces faits, il résulte que l'enseignement au moyen de
la mimique produit de bons résultats. Nous avons montré ce
qu'on peut obtenir par cette méthode, nous avons cité les noms
de tous les professeurs sourds-muets de France, comme des
preuves vivantes de l'opinion que nous soutenons ; d'un autre
côté, si nous regardons les résultats obtenus par l'instruction
auriculaire, nous voyons des élèves fort au-dessous de ceux qui
sortent des écoles de Paris, de Bordeaux, de Toulouse, de
Nancy, etc.

Quant à l'enseignement de la parole, nous l'avons dit et nous
le répétons, il faut le donner aux sourds-muets, mais dans les
limites du possible : c'est un complément d'instruction, c'est un
accessoire, mais ce n'est pas un moyen unique.

Cet enseignement demande : pour le maître, une grande
patience, une persévérance sans bornes ; pour l'élève, une attention soutenue et un grand désir de posséder un moyen de plus

(1) *Voir* la note B.

de communication. On réussit quelquefois à donner à certains sourds de naissance l'usage de la parole ; mais, comme nous l'avons déjà dit, sortis de nos écoles, ils perdent l'habitude de parler, ils reviennent à leurs signes chéris, ils craignent la plupart du temps d'être ridicules ; puis, la parole articulée ne leur produit aucune jouissance, puisque eux-mêmes ne s'entendent pas parler. Et c'est là le cas de citer ces mots tirés d'un ouvrage du docteur Blanchet : (1) « La parole du sourd, dit-il, fruit
» d'études et d'efforts arides, résultat artificiel de contrainte
» et même de violence, ne constitue jamais qu'une acquisition
» d'emprunt ; elle n'est que l'accident, l'anomalie de sa con-
» stitution, et non la conséquence libre du jeu naturel de ses
» organes. »

Laissons donc les signes jouer leur rôle dans l'enseignement des sourds-muets. Cette langue, si dédaignée aujourd'hui, a pourtant de chauds admirateurs, même parmi ses adversaires. Qu'on ouvre encore l'ouvrage du docteur Blanchet, on verra qu'il regrette que l'art de fixer les gestes sur le papier ne soit pas encore découvert, « car s'il l'était, dit-il, voyez quel horizon immense
» s'ouvre à ses regards ! Qui, dès lors, oserait nier l'existence
» de cette langue universelle que tant de savants ont rêvée,
» que Leibnitz entrevoyait dans ses songes, que Descartes ne
» croyait possible que dans le pays des romans, langue que, sans
» aller bien loin, on rencontre dans le pays des réalités, qu'on
» n'a pas besoin de chercher, qui est partout, qui a été de tous
» les temps, de tous les lieux, qui fut connue de nos premiers
» pères, qui sera connue de nos derniers neveux, que, savants
» et ignorants, tout le monde comprend, tout le monde parle, le
» langage des gestes, enfin, la langue d'action, qui peut aussi
» bien qu'aucune langue parlée, recevoir et rendre tous les
» sentiments qui sont dans le cœur de l'homme, toutes les
» idées qui sont dans son esprit ; source des beaux arts qui fait

(1) *De la Surdi-Mutité*, vol. Ier, page 21.

» respirer la toile et le marbre à laquelle l'orateur emprunte
» ses plus sûrs moyens d'entraîner et de persuader, qui inspirait
» les pantomimes sur les théâtres de Rome, et à l'aide de
» laquelle Roscius se faisait fort de reproduire les plus éloquentes
» périodes de Cicéron (1). »

Certes, après une description si magnifique de toutes les
ressources du langage des signes, il ne nous appartient pas d'y
rien ajouter ; disons seulement que sa plus belle prérogative
est celle qui en fait l'instrument le plus puissant de l'éducation
des sourds-muets.

Un dernier mot : Il est malheureusement prouvé que, malgré tous les efforts de la médecine auriculaire, l'art de guérir les
sourds-muets doit, comme l'a dit un homme compétent, M. le
docteur Menière, *être relégué au nombre des desiderata les
plus incertains de la science.* Nous avons montré que, malgré
tous ses efforts, M. Blanchet n'est arrivé à aucun résultat ; nous
avons cité l'opinion de la commission consultative établie près
de l'Institution de Paris, commission composée d'hommes
éminents à qui l'on peut appliquer les mêmes éloges que ceux
adressés par M. le docteur Bouvier à la commission de la
surdi-mutité.

Quant à la question pédagogique, nous avons montré quels
résultats on a obtenus jusqu'ici ; nous avons donné la liste des
principaux sourds-muets qui, instruits par le langage mimique,
sont aujourd'hui professeurs : ce sont là, nous le pensons,
des faits concluants et irréfutables.

Qu'on nous permette, en terminant, de citer le passage d'une
lettre adressée par M. Lagorce, directeur de l'Institution des
Sourds-Muets de Montréal (Canada), à M. l'abbé Darras, aumô-
nier de l'Institution de Soissons :

(1) *De la Surdi-Mutité*, vol. I, page 75.

Amérique du Nord, Montréal, 1ᵉʳ octobre 1852.

« MONSIEUR ET AMI,

« Je suis enfin de retour à Montréal ! . . . .

« Après avoir béni Dieu du succès de mon voyage, ma première pensée, vous le voyez, est de vous rappeler votre promesse et notre mutuel engagement de travailler, par tous les moyens possibles, à accélérer la civilisation religieuse des infortunés sourds-muets.

« Tel était, vous le savez, pour ce qui concerne le Canada, l'unique but de mon voyage en Angleterre, en Italie et en France.

« J'ai visité avec bonheur les Instituts des Sourds-Muets de Paris, Lyon, Marseille, Orléans, Saint-Étienne, Rouen, Soissons, etc..., puis je suis parti pour l'Italie ; à mon arrivée à Rome, comme américain, je m'y suis trouvé étranger, — mais comme instituteur de sourds-muets, j'ai retrouvé, à l'aide des signes, une patrie. En conversant avec les sourds-muets de l'Institution de Rome, j'ai reconnu, avec satisfaction, la méthode française. Presque tous les procédés de l'enseignement sont ceux de la France ; et votre belle langue des signes naturels, enviée et imitée par les autres nations, quoique incomprise et méconnue de l'Angleterre et de l'Allemagne, semble avoir obtenu du génie vif et gracieux de l'Italie sa perfection. »

Nous pourrions encore donner l'opinion de M. Harvey Peet, directeur de l'Institution des Sourds-Muets de New-Yorck, qui, venu il y a deux ans en Europe pour visiter les écoles de sourds-muets, dans le rapport qu'il adressait à la législature, mettait la méthode française au-dessus de toutes les autres.

Laissons donc subsister ce langage presque créé par l'abbé de l'Épée, perfectionné par l'abbé Sicard, poli par Bébian et ses successeurs, et si admirablement décrit par le docteur Blanchet : continuons de nous servir de la bonne vieille méthode qui a fait éclore Clerc, Massieu, MM. Berthier, Lenoir, Allibert, Pélissier, Dubois, etc. ; suivons encore la tradition, nous savons où nous allons, ne quittons pas le certain pour l'incertain, ce qui est bon pour ce qui ne l'est pas, laissons la parole à ceux qui peuvent s'en servir, ne détruisons pas l'ouvrage édifié par notre

immortel maître, l'abbé de l'Épée; cet héritage sacré qu'il nous
a laissé, soixante-quinze ans l'ont consacré, il est resté debout:
un jour, en 1832, on a voulu le détruire, il s'est relevé plus
triomphant que jamais; aujourd'hui on désire le renverser
encore, c'est à l'Académie de Médecine, à cette compagnie
qui renferme les praticiens les plus distingués du monde savant, à décider qui a raison de l'expérience ou de l'utopie.

NOTES.

A.

M. Kruse, professeur à l'Institution de Schleswig (Danemark), envoyé par son gouvernement pour visiter les écoles d'Europe, nous a assuré, qu'à l'exception de celles de Leipsick et de Weissenfels, en Allemagne, et celle de Zurich, en Suisse, on se servait de préférence du langage mimique pour instruire les sourds-muets.

Revêtu d'une mission officielle, le savant professeur de qui nous tenons ces détails n'avait aucun intérêt à déguiser la vérité.

Nous donnons ici une copie de la lettre adressée à l'Académie par M. le professeur Pélissier; elle réfute complètement les faits avancés par M. Saegert dans la lettre lue, le 17 mai 1853, par M. le docteur Bouvier :

A Messieurs les Membres de l'Académie impériale de Médecine.

MESSIEURS,

La discussion encore pendante dans vos séances prend de semaine en semaine des proportions inattendues. Dans la dernière séance surtout, on a cherché à ébranler la haute sagesse de l'Académie, en représentant les sourds-muets les plus illustres et les plus justement considérés, comme autant de geais de la fable qui ne portent que des plumes d'emprunt (1).

Cette assertion extraordinaire a pu opérer un miracle; elle m'a guéri de mon mutisme, et je viens faire hommage à l'Académie des petits ouvrages que j'ai publiés. Je ne crains aucun paon capable de reconnaître comme sienne une de mes plus belles plumes. Hélas! dans son découra-

(1) *Voir* la note C.

gement, le pauvre sourd-muet n'en a pas assez, et ses plus belles plumes sont encore les plus modestes par comparaison !

Je comprends la juste stupéfaction de mes collègues, en apprenant le fond de l'étrange harangue de M. Bouvier à la dernière séance de l'Académie impériale de Médecine. C'était sous le masque de la plus affable bienveillance qu'il était venu visiter notre établissement, s'enquérir avec une touchante attention des moyens usités dans notre enseignement, et exprimer avec une certaine chaleur sa satisfaction, son estime et même son admiration à tous mes collègues, et en particulier à mon illustre frère, M. Berthier, notre vénérable doyen. Il a laissé après lui un parfum de sympathie qui nous a fait espérer une voix éloquente pour éclairer du flambeau de la vérité la religion surprise de l'Académie ; mais cette voix s'est fait entendre : sa sympathie est tombée avec le masque. Cette voix s'est acharnée à ravaler ce que l'univers aurait glorifié, à savoir ceux qui, parias de la civilisation, se sont meurtris les mains et les genoux à grimper sur le sentier glissant et épineux au haut duquel ils ont saisi, aux applaudissements des contemporains, le rameau sauveur de l'arbre de la vie morale et intellectuelle ; ils ont reconquis par leur travail leur titre d'hommes, de chrétiens et de citoyens de leur patrie, et avec le fer rouge de la flétrissure, on a voulu les pulvériser jusque dans leurs œuvres mêmes.

Il y aura un Colomb sourd-muet, et on ne lui accordera pas d'avoir découvert l'Amérique ! Il y aura un Galilée parmi nous, et pour avoir démontré irréfragablement que la terre tourne, on mettra sans pitié ce sourd-muet à la torture ! C'est assez déjà qu'on dispute à la masse de mes compagnons d'infortune leur langue, c'est-à-dire ce langage qui, chez eux, fait voir sous la gaze la plus transparente, leurs pensées et leurs sentiments ! On veut proscrire en eux ce beau, ce magnifique langage qui préexistait dès la création, à la parole même ! La parole, pour traduire la pensée, a besoin de se revêtir des mots, des expressions phraséologiques. Mais le langage mimique dont le fond est l'essence même de la pensée, la traduit immédiatement, telle qu'elle est, et sans mots qui souvent servent à exagérer ou à diminuer ce qui est effectivement.

Étrange vicissitude qui doit confondre le penseur ! Au milieu des merveilleuses découvertes de l'art, de la science et des lumières, au milieu de ce mouvement grandiose du siècle qu'on appelle *le progrès*, on veut que le corps savant le plus illustre et le plus utile du monde donne le premier l'exemple de faire rebrousser chemin au progrès ? Quoi ! dans l'antiquité, dans le moyen âge, et jusqu'au XVIIIe siècle, des milliers d'intelligences sympathiques, d'affections paternelles, de dévouements évangéliques ont entrepris l'instruction de quelques sourds-muets; ils n'ont vu que la parole comme moyen d'y parvenir. Ils ont patiemment essayé, ils ont courageusement tenté et ils n'ont pas réussi (j'entends pour la masse de cette portion de l'humanité condamnée). C'est seulement à la fin du XVIIIe siècle qu'un modeste prêtre, ayant par hasard rencontré deux sourdes-muettes, eut la divine idée de chercher dans leur infirmité même de quoi la réparer : il trouva fermée irrévocablement en elles la porte par où arrivent dans l'entendement humain toutes les connaissances ; mais la fenêtre n'était pas aussi fermée : il s'en empara pour pénétrer dans l'intérieur de ces créatures abandonnées; en d'autres termes, il s'adressa aux yeux du sourd-muet pour y jeter la sonde qui allait éveiller enfin son intelligence assoupie. Cette sonde, c'est le langage naturel des signes, et dites, en comparant les succès de l'immortel abbé de l'Épée aux tentatives antérieures, si ce bienfaiteur de l'humanité a fait une découverte si funeste, si désastreuse, qu'elle est digne d'être aujourd'hui proscrite et foulée aux pieds !

Combien je serais heureux si l'Académie, daignant dans sa haute sagesse, déroger à ses habitudes, prenait le parti de me faire venir momentanément dans son enceinte ! Là, devant le tableau noir qu'on irait chercher à notre école, et la craie à la main, je combattrais toutes les objections possibles, j'irais au-devant de tous les renseignements désirables, et je prouverais d'une manière évidente et convaincante que, dans notre enseignement, la parole, à laquelle du reste je reconnais toujours une utilité inappréciable, ne peut malheureusement occuper qu'un rang secondaire, limité et conditionnel.

Il n'a pas été moins douloureux pour moi de voir un étranger nous décocher en fuyant une flèche empoisonnée. M. Saegert est venu avec le docteur Blanchet assister aux exercices de ma classe. Il m'a fait, sur ma méthode, les éloges les plus pompeux. Il ne s'est pas arrêté là : il est encore venu le lendemain chez moi avec le docteur Blanchet. Notre conversation a naturellement roulé sur l'enseignement des sourds-muets. Il ne m'a pas été difficile de lui démontrer l'impuissance ou plutôt l'insuffisance de la méthode allemande, par la connaissance que j'ai faite d'une foule de sourds-muets allemands qui sont venus à Paris. M. Saegert m'a déclaré qu'il était toujours de mon opinion, et qu'il était presque le seul contre tous les instituteurs allemands pour faire adopter la méthode la meilleure. Il a fini en me disant que si tous mes collègues et mes confrères de France lui promettaient leur concours, il pourrait tôt ou tard parvenir au but de tous ses efforts. Comment devant de telles paroles, empreintes d'amitié et de conviction, pouvais-je m'attendre à le voir, en si peu de temps, changer de ton et dénier d'une manière trop officielle ce qu'il a admiré, approuvé et applaudi la veille? Le secret de cette métamorphose ne saurait se trouver que dans le désir d'obliger le docteur Blanchet. Celui-ci lui a sans doute jeté son cri de détresse, et M. Saegert s'est empressé de venir à son secours dans la position hasardeuse qu'il a si légèrement prise en face de l'Académie et en face de l'œuvre sublime et impérissable de l'abbé de l'Épée.

Daignez agréer, je vous prie, Messieurs, l'hommage de mes sentiments de la plus respectueuse considération,

PÉLISSIER,

Professeur sourd-muet.

Paris, le 24 mai 1853.

B.

Nous avons entre les mains un prospectus de l'institution Dubois, où cet instituteur fait valoir sa qualité d'élève à l'Institution royale des Sourds-Muets de Paris, et où il déclare qu'il doit son instruction à M. Valade Gabel qui, comme chacun le sait, se sert du langage mimique comme moyen d'enseignement.

Dans le même prospectus, M. Dubois dit ceci :

« Dans mon école on enseigne les mêmes choses qu'à l'Institut royal *en suivant la même méthode.* »

Disons cependant que ce prospectus a déjà une certaine date.

Nous pouvons encore affirmer avoir vu, le vendredi 27 mai dernier, M. Dubois s'entretenir parfaitement au moyen du langage mimique avec ses frères d'infortune au milieu desquels il se trouvait.

C.

Nous reproduisons ici la protestation de MM. les professeurs sourds-muets contre les paroles que M. le docteur Bouvier a prononcées dans la séance du 17 mai, paroles qui tendaient à faire croire que, pour les écrivains sourds-muets, il y avait la cour des aides.

Ajoutons que M. le docteur Bouvier s'est empressé loyalement de reconnaître son erreur et de retirer ses paroles.

Voici cette protestation :

Nous, soussignés, professeurs sourds-muets de l'Institution impériale de Paris, ayant appris avec autant de douleur que de surprise que, dans la séance du 17 courant de l'Académie impériale de Médecine, en parlant des sourds-muets qui ont publié leurs œuvres, on a laissé échapper des insinuations peu obligeantes pour eux, nous nous imposons le devoir impérieux de les repousser de toutes nos forces, en affirmant sur notre honneur et notre conscience, que les productions de notre faible plume auxquelles le public a fait un accueil bienveillant dont nous sommes tous émus jusqu'au cœur, sont entièrement de nous.

Ferdinand BERTHIER.

Alphonse LENOIR.

Eugène ALLIBERT.

PÉLISSIER.

Paris, le 23 mai 1853.

Nous croyons qu'il n'est pas sans utilité de reproduire ici la lettre que nous avons déjà eu l'honneur d'adresser à l'Académie :

A Monsieur le Président et Messieurs les Membres
de l'Académie impériale de Médecine.

MESSIEURS,

Au moment où l'Académie impériale de Médecine discute la valeur des moyens employés par M. le docteur Blanchet pour rendre la parole aux sourds-muets, permettez-moi de vous retracer les efforts que depuis long-temps on a tentés dans cette partie de l'enseignement spécial.

L'art d'enseigner la parole aux sourds-muets n'est pas une découverte moderne, bien loin de là ; si nous ouvrons l'histoire, nous voyons que, vers le milieu du XVIe siècle, l'espagnol Pedro de Ponco était parvenu à faire parler un de ces malheureux ; que, vers 1750, un juif portugais (Pereire), avait fondé une école où ses élèves n'étaient instruits que par la parole ; qu'en Allemagne, Conrad Amann, et en Angleterre, John Wallis et Braidwood s'étaient occupés de cette question.

L'abbé de l'Épée faisait parler ses élèves ; l'abbé Sicard, son succes-seur, regardait l'enseignement de la parole comme un accessoire indispen-sable de l'instruction des sourds-muets, mais, je le répète, ce n'était qu'un accessoire.

Plus tard, en 1828, le conseil d'administration de l'Institution de Paris demanda à MM. Guyot, de Groningue, et Walson, de Londres, tous deux instituteurs de sourds-muets, des renseignements sur leurs procédés d'en-seignement de la parole. Ce fut à cette époque que l'on fonda le cours d'articulation ; la direction en fut confiée à M. Valade Gabel, aujourd'hui directeur honoraire de l'Institution de Bordeaux, qui adressa au conseil d'administration un mémoire sur cette question : « Quel rôle l'articulation » et la lecture sur les lèvres doivent-elles jouer dans l'enseignement des » sourds-muets ? » Après M. Valade Gabel, M. Puybonnieux fut appelé à diriger le cours, et écrivit un petit volume intitulé : *La parole rendue aux sourds-muets sans le secours de l'oreille.* A cette époque (1832), le directeur de l'Institution, qui était M. Ordinaire, voulut introduire une réforme dans l'enseignement, et il décida que l'instruction des sourds-muets serait donnée uniquement au moyen de la parole. Cette tentative ne fut pas heureuse, elle tomba sous le poids même de son exagération et en présence des tristes résultats qui en furent la suite ; en effet, les élèves se soulevèrent presque contre cette mesure et n'étudièrent qu'avec un profond dégoût.

D'un excès on passa à un autre : on supprima le cours d'articulation.

Cet état de choses dura jusqu'après la mort de M. Itard. Le testament de ce savant portant que : dans la classe qu'il fondait, l'instruction ne serait donnée que par la parole ou par l'écriture, on voulut préparer les jeunes élèves à pouvoir être admis dans cette classe, et le cours d'articulation fut rétabli.

M. Léon Vaïsse, professeur à l'Institution, fut chargé de l'organisation de ce cours qu'il dirigea jusqu'en 1850, époque où, appelé à d'autres fonctions, il laissa l'articulation à M. Valade Gabel que je remplaçai quelque temps après ; M. Valade Gabel fils me remplaça moi-même jusqu'au 25 avril dernier, jour où il me remit le cours entre les mains, après l'avoir dirigé pendant dix-huit mois.

Voilà, Messieurs, un aperçu de l'historique de l'enseignement de la parole ; ainsi, vous le voyez, avant et depuis l'abbé de l'Épée, tous ceux qui se sont occupés des sourds-muets ont cherché à les faire parler, et depuis vingt ans, sauf une interruption momentanée, le cours d'articulation existe à l'Institution de Paris.

Maintenant permettez-moi, Messieurs, de vous donner quelques détails sur la manière dont ce cours est établi :

Il est actuellement composé de soixante-douze élèves, et il y en a cent-quinze à l'Institution. En moyenne, il y en entre chaque année de dix-sept à vingt élèves : dès leur arrivée, tous suivent le cours ; au bout d'une année, on élimine les sujets chez lesquels on ne reconnaît aucune aptitude ; quant aux autres, on leur continue l'enseignement de la parole pendant tout leur séjour à l'Institution.

Nous divisons les sourds-muets en deux catégories : l'une comprend les sourds de naissance, et l'autre, les enfants qui ont perdu l'ouïe à un âge plus ou moins avancé; ces deux catégories se divisent elles-mêmes en sujets complètement sourds, et en demi-sourds.

La proportion des sourds de naissance, par rapport à ceux qui ont perdu l'ouïe dans leur jeune âge, est d'un tiers, soit : sur cent sourds-muets, trente-trois sourds de naissance.

Aux sourds de naissance complètement sourds, la parole est enseignée par le moyen de la vue et du toucher. Les vibrations du gosier et du nez; les diverses positions des lèvres, de la langue et des dents sont autant d'agents d'enseignement.

Avec les demi-sourds, les mêmes moyens sont employés, mais il n'est souvent besoin que de proférer les sons avec force auprès de leur oreille pour rectifier leur parole.

Aux sourds de naissance, on apprend à parler; aux enfants qui ont parlé et entendu jusqu'à un certain âge, on rend l'habitude qu'ils ont perdue en devenant sourds, celle de se servir de la parole comme moyen de communication.

Voilà ce qui existe aujourd'hui; et ce que je fais, bien d'autres l'ont fait avant moi; je ne suis dans mon cours que les bonnes et saines traditions de mes devanciers.

Voulez-vous maintenant, Messieurs, savoir l'utilité de cet enseignement spécial? Est-ce, comme quelques personnes le croient, pour instruire les sourds-muets uniquement par la parole? Non, ce ne serait pas possible; on pourrait tenter cette expérience avec un nombre infiniment petit d'élèves, mais avec la plus grande partie, ce serait un mauvais moyen, et les résultats qu'on obtiendrait à l'aide de cette méthode seraient fort au-dessous de ceux que nous constatons chaque jour et qui ne sont dus qu'au langage des signes.

Le but du cours d'articulation est, comme l'a dit l'abbé Sicard, de rapprocher autant que possible les sourds-muets de la grande famille des parlants, c'est de leur donner un moyen de plus de communiquer avec la société, sans nuire à leur instruction pédagogique et professionnelle.

Voilà le seul but de notre cours, et il est d'une utilité qui n'est contestée par personne. Je pourrais, Messieurs, vous montrer toute une catégorie de sourds de naissance, élèves de l'Institution, qui ont appris, par nos seuls soins, à prononcer tous les mots de notre langue. Leur parole est moins agréable que celle des demi-sourds, mais ils peuvent se faire comprendre.

Tels sont, Messieurs, les faits que j'ai à vous signaler; quant à ce qui a été lu à la dernière séance de l'Académie, je n'ai rien à en retrancher. Ce n'est pas, comme on a pu le croire, une question de rivalité, c'est une question de principes. On vous a parlé des résultats obtenus par M. Blanchet qui aurait rendu la parole à des sourds-muets ; on n'a pas fait mention du cours d'articulation qui est bien pour quelque chose dans les progrès des élèves. Comme chargé de ce cours, j'ai élevé la voix pour revendiquer les droits de mes devanciers, heureux, Messieurs, si j'ai été entendu.

Recevez, Messieurs, l'assurance de ma respectueuse considération,

Hector VOLQUIN,

Chargé du Cours d'articulation à l'Institution impériale des Sourds-Muets de Paris.

Paris, le 1ᵉʳ mai 1853.

BOUCQUIN, imprimeur, rue de la Sainte-Chapelle, 5. — Paris, 1853.

www.ingramcontent.com/pod-product-compliance
Ingram Content Group UK Ltd.
Pitfield, Milton Keynes, MK11 3LW, UK
UKHW021709090726
13657UKWH00005B/2125